# Técnicas de Liberación Emocional EFT

# Sanación Emocional

## Ejercicios prácticos

Una nueva forma para curar fobias, miedos, dolores físicos, depresión, como también adelgazar, aumentar su autoestima y eliminar patrones que no lo dejan vivir en abundancia.

Por  Carla Valencia

Renuncia Legal de Responsabilidad

La información contenida en el presente ejemplar está desarrollada solamente con fines educativos. Este libro no es un sustituto para aconsejar, la evaluación psicológica o la psicoterapia o nutricional o de salud. Este libro electrónico está diseñado para proporcionar la información en vista del tema cubierto. Se vende con la comprensión que el autor no está rindiendo servicios nutricionales o médicos. Si se requieren los servicios de salud, o nutrición, por favor entre en contacto con su profesional de salud para tales servicios.

# Agradecimientos

Quiero agradecer especialmente a mi marido por el apoyo que me brindó para que este libro electrónico sea posible y por el diseño de gráficos y edición de videos.

También agradezco a Gustavo Duringer ( gustavoduringer@yahoo.com.ar )por haber realizado un excelente trabajo editando y corrigiendo este libro. Gustavo no solo es una gran persona sino que además, un ser humano único con integridad y principios.

# Contenido

# Introducción

*"La práctica de autorresponsabilidad: tomar conciencia de que somos los autores de las elecciones y acciones, que cada uno de nosotros es responsable de su vida y bienestar y del logro de sus metas."* -Nathaniel Branden.

Como muchos de nosotros, yo fui educada con la creencia de que la vida sucede y, que nadie tiene control sobre los eventos. Por ejemplo, muchas veces alguien abusa de nosotros verbalmente y no hacemos nada al respecto, no sólo por miedo sino porque creemos que nada podemos hacer.

A través de mi desarrollo personal he podido descubrir que la única manera que tenemos de salir de la trampa de la victimización es tomando responsabilidad de nuestra vida. Si no somos capaces de responsabilizarnos, nadie lo hará por nosotros.

¿Que significa entonces tomar responsabilidad? Significa que de una manera u otra somos responsables de lo que nos sucede, lo bueno y lo malo. Y no solamente estoy hablando de eventos sino también de estados de ánimo, enfermedades y mucho más.

Ser responsable, significa responder a lo que nos sucede en vez de reaccionar. Una de las maneras de responder que tenemos en vez de reaccionar a la vida, es tomando control de nuestras emociones. Esto último significa que vamos a ser no solo consientes de lo que sentimos sino que también vamos a poder utilizar éstas emociones de una manera saludable en lugar de permitir que nos destruyan.

En el ejemplo anterior, tomar responsabilidad significa que si alguien está abusando verbalmente de nosotros, respondemos a este abuso siendo asertivos en vez de reaccionar.

Reaccionar, sería por ejemplo gritar y contestar mal. O también no hacer nada porque nos sentimos humillados y pensamos que nada podemos hacer; buscamos refugio en otra persona y protestamos por lo que nos sucedió. Responder en forma asertiva es decirle a la persona en cuestión que no vamos a tolerar su tono de voz.

Cuando experimentamos emociones negativas nos sentimos miserables, tristes e incluso deprimidos. Estas emociones negativas afectan nuestros sentimientos y también afectan nuestra salud y la relación con las demás personas.

Las emociones pueden ser negativas como ser: odio, bronca, enojo, envidia o tristeza.

Estas son naturales, sin embargo, canalizarlas apropiadamente utilizando técnicas llamadas de "autoayuda", nos llevará a sentirnos mejor, ser más felices y a tener mejor salud. Autoayuda significa que un individuo se ayuda a si mismo logrando su desarrollo personal.

Como dice Nathaniel Branden cuando habla de auto responsabilidad:

- Soy responsable por lograr mis deseos.
- Soy responsable por mis elecciones y acciones.
- Soy responsable por el nivel de conciencia que pongo en mi trabajo.
- Soy responsable por mi comportamiento con las otras personas.
- Soy responsable por como uso mi tiempo.
- Soy responsable por la calidad de mi comunicación.
- Soy responsable por mi felicidad personal.
- Soy responsable por aceptar o elegir los valores por los cuales vivo.
- Soy responsable por mejorar mi autoestima.

## Que son las emociones

El diccionario define a las emociones como:

1. el aspecto de la conciencia: sentimiento
2. una reacción física y psíquica (como por ejemplo

bronca o miedo) experimentado subjetivamente como un sentimiento fuerte, involucrando cambios en el cuerpo para prepararlo a tomar acción. Las emociones provienen de nosotros, es la manera que respondemos a los eventos. Las emociones no son buenas ni malas. Si tenemos una autoestima saludable vamos a poder utilizar nuestras emociones en una forma positiva.

Digamos por ejemplo que sentimos rabia. En vez de usar esta rabia para planear y hacer una venganza, podemos utilizarla para alcanzar una meta.

## Diferencia entre emociones y sentimientos

¿Cual es la diferencia entre sentimientos y emociones? Si estamos recordando algo, por ejemplo unas vacaciones en las que disfrutamos mucho, estas memorias provocan sentimientos de paz y alegría dentro de nosotros. La reacción emocional va a ser: "Me siento feliz".

Por otro lado, si estamos recordando algo malo que nos sucedió en el pasado, esto va a provocar agitación dentro de nosotros. La reacción emocional entonces será:" Siento rabia". .

Cuando sentimos emociones saludables nos sentimos expandidos y nuestro corazón se abre. Cuando sentimos

10

emociones negativas nos contraemos. Nos sentimos mal, perdemos vitalidad, no tenemos energía. Para tener una autoestima saludable necesitamos saber cómo cuidarnos a nosotros mismos y qué es lo que necesitamos para sentirnos bien.

Si negamos nuestras emociones no vamos a poder cuidarnos a nosotros mismos. No podemos negar nuestras emociones, ni tampoco podemos evitarlas. Pero siempre podemos buscar maneras de transformarlas en saludables.

Las emociones primarias son las que sentimos primero y las secundarias son las que surgen como consecuencias de las primarias.

Por ejemplo: si nos sentimos traicionados (emoción primaria) esto va a desencadenarse en rabia (emoción secundaria).

Algunas de las emociones más comunes tanto primarias como secundarias son:

| | | |
|---|---|---|
| Aburrido | Envidioso | Nervioso |
| Amargado | Frustrado | Odio |
| Ansioso | Furioso | Ofendido |

11

| | | |
|---|---|---|
| Avergonzado | Herido | Perturbado |
| Celoso | Indignado | Pesimista |
| Confundido | Inseguro | Rabia |
| Culpable | Intimidado | Resentido |
| Desilusionado | Irritado | Vacío |
| Desvastado | Miedo | |
| Disgustado | Miserable | |

A continuación voy a dar una explicación breve de tres emociones muy comunes y que considero que son muy importantes:

## La culpa

¿Que es la culpa? Es el estado cuando sentimos que hemos hecho algo incorrecto. Sentimientos de culpabilidad por ofensas que hemos hecho o por no sentirnos adecuados.

De acuerdo al Dr. Matthew Anderson podemos vivir con lo que se llama culpa tóxica. Es cuando uno se siente constantemente culpable cuando come mucho, dice "no", se defiende a sí mismo, está flaco, recibe atención, es amado, pide ayuda, se siente enojado, sale con los amigos y otros eventos más.

# Los Celos

Los celos son una emoción que tenemos cuando nos sentimos amenazados en una relación. Estar celoso es la experiencia que sentimos de querer guardar la persona que queremos para nosotros.

Por ejemplo, cuando yo era chica me sentía celosa cuando mis padres prestaban más atención a mi hermano o le daban algo a él que a mí no me daban. Yo sentía celos porque pensaba que si mis padres le daban algo a él era porque lo querían más que a mí.

Los celos como una emoción tóxica son manifestados cuando tratamos de manipular una situación o a una persona, porque no creemos que somos lo suficientemente valiosos y amorosos. Tenemos miedo de perder a esa persona.

Este es el caso dónde la baja autoestima juega su rol. Cuando no nos sentimos seguros de nosotros mismos vamos a tener la tendencia de exagerar eventos debido a esta inseguridad.

Por ejemplo, si yo veo a mi marido hablando con otra mujer, comenzaré a sentirme insegura, sentiré miedo y voy a comenzar a imaginar cosas que no son reales. Mi dialogo interno dirá: "Él la prefiere a ella", "Seguro que ella me lo quiere quitar".

En cambio los celos como una emoción saludable, son una alerta de que hay algo que no está funcionando. Si literalmente mi marido está seduciendo a otra mujer y siento celos, eso es lo que llamo "celos protectores".

## La Rabia

La rabia o lo que comúnmente llamamos cólera, de acuerdo al diccionario es un sentimiento my fuerte de disgusto y generalmente antagonismo.

Cuando sentimos cólera o rabia nos sentimos invadidos, traicionados y desesperados. Sentimos que algo es más grande que nosotros y que no podemos hacer nada, nos sentimos impotentes. La rabia puede ser causada por eventos externos como ser alguien en nuestro trabajo, o puede ser causado por problemas internos o, por una memoria de nuestro pasado.

Yo crecí con la creencia de que enojarse es malo, por lo tanto he reprimido mucha rabia a lo largo de mi vida, hasta que un día entendí que la rabia es una emoción como cualquier otra. La rabia no es buena ni mala. Nosotros podemos experimentar la rabia como saludable o como tóxica.

14

Bradshaw dice: "Sin rabia no tenemos límites personales". La rabia nos sirve para mantener un sentido decente de nosotros mismos, de seres autónomos que podemos decir "no" cuando es necesario.

Si alguien se está aprovechando de nosotros, podemos expresar nuestra rabia en una forma positiva. Por lo tanto esto sería una manera de manifestar una autoestima saludable porque podemos defendernos a nosotros mismos.

Por otro lado, si nosotros no podemos expresar nuestra rabia de forma saludable porque tenemos miedo que los demás nos rechacen, este sería un signo de baja autoestima. Si no podemos expresar nuestra rabia, lo que va a suceder es que la vamos a reprimir, o la vamos expresar violentamente contra alguien, e inclusive vamos a gritar o a golpear objetos.

## Como evitamos sentir nuestras emociones

Existen algunos mecanismos internos que nos mantienen alejados de nuestras emociones. De acuerdo a John Bradshaw ("Sanando la vergüenza que te ata") dice lo siguiente:

- Negación y Fantasía: Cuando las personas se encuentran amenazadas, niegan lo que está sucediendo, o niegan el dolor que sienten.
- Adormecerse: no sentimos nuestras emociones Tensamos los músculos, cambiamos la manera de

respirar y fantaseamos sobre nuestro abandono.

- Disociación: Es una forma de adormecerse instantáneamente. Involucra negación y regresión pero incluye fuertes elementos de imaginación para distraernos.
- Despersonalización: Es la pérdida de la conciencia .Nos experimentamos a nosotros mismos como un objeto.

Generalmente no somos conscientes de estos mecanismos. La mejor manera de entender nuestros sentimientos es tomando conciencia en el momento presente.

Existen muchas Terapias alternativas y técnicas que efectivamente nos pueden ayudar a liberar estas emociones negativas y permitirnos avanzar superando nuestros límites. Entre estas técnicas, las Técnica de Liberación Emocional (EFT) ha sido probada muy exitosamente.

Debido a que yo he utilizado EFT exitosamente desde hace más de 9 años y poseo el EFT-CC (Basic EFT Certificate of Completion), mi intención de escribir este libro es poder no sólo introducirlo en el tema, sino también mostrarle el proceso para que usted pueda adaptar la Técnica de Liberación Emocional a sus necesidades.

Espero que este libro lo ayude no sólo a vivir más consciente sino más libre, feliz y con una herramienta que lo ayude en su camino del desarrollo personal.

Con mucho afecto,


Carla Valencia

# Capitulo 1: Que es la Técnica de Liberación Emocional

*"En vez de pretender que la mente y el cuerpo están separados, debemos comprender que el dolor, el pensamiento y las emociones son todos procesos corporales y que tienen una relación directa en cómo el dolor es experimentado y cómo es manejado". Patrick Johnson, PhD.*

Para poder comprender la Técnica de Liberación Emocional me gustaría introducirlos a las Terapias Alternativas, la Psicología Energética y a la Acupuntura:

## Terapias alternativas.

Las Terapias Alternativas -o medicina alternativa- han sido definidas como un sistema de sanación o tratamiento de enfermedades que no está incluido en el tratamiento de terapias o medicina tradicional.

Las Terapias Alternativas se refieren a "cualquier práctica (como ser, acupuntura) aceptada por la medicina y utilizada por médicos". Estos tratamientos se utilizan junto con la medicina tradicional. Algunos ejemplos de Terapias Alternativas son Acupuntura, Quiropráctica, Hierbas medicinales, etc.

## *Psicología energética:*

El término de psicología energética se refiere a las de terapias energéticas que están basadas en la medicina china de sistemas meridianos. Estas terapias alivian rápidamente los problemas, eliminando traumas o bloqueos de nuestra conexión mente/cuerpo.

La medicina China enfatiza que el cuerpo necesita alcanzar un balance. Si el cuerpo está en armonía, luego será saludable. Ellos diagnostican el balance del cuerpo a través de los 12 sistemas principales de meridianos.

Cada meridiano está relacionado con una parte del cuerpo; por ejemplo, el meridiano de los pulmones con los pulmones. Cada uno de ellos corresponde también a una emoción y volviendo a los pulmones, estos están asociados con la tristeza y la pena. En el caso del hígado, con la bronca y el resentimiento.

La idea es la de estimular estos puntos en el cuerpo para que el trauma sea liberado y de esta manera, el equilibrio del cuerpo sea recuperado.

## Acupuntura:

Para poder entender que es la Técnica de Liberación Emocional es necesario comprender la acupuntura. Esta técnica ha sido utilizada desde hace cientos de años en la China como un método para superar problemas físicos, psicológicos y emocionales. La acupuntura se basa en las siguientes premisas:

- El cuerpo contiene líneas denominadas meridianos.
- En los meridianos existen flujos de energía denominados "Chi".
- Estos patrones de flujo de energía son esenciales para la salud. La desarmonización de este flujo de energía es responsable de las enfermedades.
- En estos meridianos existen puntos energéticos que pueden ser manipulados. Por lo tanto el acupuntor introducirá agujas en estos puntos para resolver problemas.
- Desbloqueando estos puntos energéticos, en este caso con el uso de agujas, el paciente mejora.

Existen otras terapias alternativas como por ejemplo la Reflexología o el Shiatsu, las cuales manipulan estos puntos en el cuerpo por medio de los dedos, sin agujas. Con las Técnicas de Liberación Emocional, estos puntos son tapeados[2] (dar golpecitos con los dedos para estimular el área) en vez de utilizar agujas o presión con los dedos. El tapeo de estos puntos puede ser realizado por el paciente o por el practicante de EFT.

La diferencia básica entre EFT y acupuntura es que EFT no utiliza agujas. Además usa un protocolo básico que permite que la persona que lo está utilizando repita una frase que representa el tema a resolver. La idea es que la persona se mantenga conectada con su problema. Una vez terminado el tapeo se chequea el problema y si continua la molestia se realizará otra secuencia.

# Técnica de Liberación Emocional

Gary Craig desarrolló la Técnica de Liberación Emocional durante 1990. Esta técnica es utilizada cuando queremos equilibrar emociones negativas y simplifica TFT (Terapia del Campo del Pensamiento) creada por Rogers Callahan. Tiene sus raíces en la Medicina China y la ciencia moderna de Kinesiología.

La técnica de liberación emocional dice que toda emoción negativa se desarrolla cuando un individuo atraviesa experiencias negativas. Por lo tanto la persona va a sentir emociones negativas respondiendo a dicha experiencia y esto va a crear una programación inapropiada dentro de su cuerpo.

El sistema energético va a desarmonizarse debido a estas emociones negativas y para poder remover estas respuestas negativas es necesario sanar las emociones involucradas. La diferencia principal entre EFT y TFT es su aplicación.

Estimulando ciertos puntos energéticos se le pide a la persona que se conecte con el dolor físico o emocional y se comienza el tapeo. Esto permite que la persona libere las emociones negativas o el dolor que está padeciendo. En otras palabras, este tapeo produce una armonización de la energía en el cuerpo.

La Técnica de Liberación Emocional establece que...

- "La causa de todas la emociones negativas es una desarmonización del sistema energético del cuerpo."

Debido a que las enfermedades y los dolores físicos obviamente están conectados con nuestras emociones, la siguiente afirmación es probada como verdadera:

- "Nuestras emociones negativas no resueltas son el mayor contribuyente de la mayoría de nuestras enfermedades y dolores."

Albert Einstein ha dicho en 1920 que todo -inclusive nuestros cuerpos- están compuestos de energía cuando postuló la Teoría de la Relatividad: $E=MC^2$, donde:

E = energía

M = masa

$C^2$ = velocidad de la luz al cuadrado

Esta fórmula explica que masa y energía son lo mismo, sólo cambia la forma. Si miramos el cuerpo humano como una configuración de energía en lugar de verlo como órganos separados, partes y ecuaciones químicas, vamos a entender más, por qué y cómo funciona la Técnica de Liberación Emocional.

De acuerdo con Gary Cray, esta fórmula simplemente significa que la materia física, incluyendo nuestros cuerpos, están hechos de energía. Aunque el cuerpo humano parezca sólido, su estructura básica es energía.

En la medicina tradicional se trata al cuerpo como partes, entonces para curarlo se remueven partes (cirugía) y se corrigen químicos (drogas). Ellos ignoran el hecho que el cuerpo es energía y lo tratan como si fuera solo material físico. Es como ponerse anteojos y no querer ver. La técnica de liberación emocional ofrece una perspectiva diferente.

No estoy sugiriendo abandonar la medicina tradicional, pero si mirar al cuerpo humano con otra perspectiva; después de todo, no creo que Albert Einstein estuviese equivocado en ese aspecto.

La Técnica de Liberación Emocional puede ser aplicada en cualquier lugar. Cuando siente una emoción negativa o positiva ésta se refleja dentro de su cuerpo. Por ejemplo, usted se enoja y puede sentir una sensación molesta, tal vez tensión, ansiedad o dolor de estómago. En cambio estando feliz se siente liviano y energético.

La Técnica de Liberación Emocional ha sido aplicada exitosamente para resolver problemas emocionales y de salud mental incluyendo:

- Ansiedad y estrés.
- Miedos y fobias.
- Depresión.
- Baja autoestima.
- Problemas de relaciones.
- Abusos y traumas.

Ha sido probada como muy efectiva en problemas físicos incluyendo:

- Problemas respiratorios.
- Problemas de peso.
- Alergias.
- Asma.
- Insomnio.
- Dolores de cabeza.
- Enfermedades crónicas y mucho más.

Es también muy efectiva para los deportes, el trabajo y la vida personal.

Cualquiera puede utilizar la Técnica de Liberación Emocional, usted no necesita especializarse yendo a una Universidad. Simplemente necesita sentido común y decisión.

# Capítulo 2: El Protocolo Completo De EFT

El tapping tiene una receta básica que es una herramienta para utilizarlo. Esta receta básica puede aplicarse a cualquier tema que usted quiera resolver. Existen dos tipos de recetas para hacer el tapping:

- La receta básica abreviada
- La receta con el uso del punto gama( Proceso de 9 Gama)

En este libro vamos a utilizar la receta básica abreviada puesto que es la más utilizada en la actualidad. La receta con el uso del proceso de 9 gama, que muchos denominan "Antigua manera de hacer el tapping", es raramente utilizada. Sin embargo me gustaría hacer un comentario con respecto a la misma. Muchas personas siguen utilizando el punto gama en casos extremos cuando las personas se encuentran atascadas y no pueden salir adelante. El movimiento de los ojos del proceso de 9 gama está relacionado con varias funciones del cerebro y la razón por la cual se realiza el zumbido es para poder cambiar del hemisferio derecho al izquierdo rápidamente. Esto se realiza para despertar su neurología y que el tapeo pueda funcionar en su problema.

Carol Look comenta en uno de sus artículos: "Yo raramente utilizo del procedimiento gama, a menos que me encuentre con un cliente que se encuentra atascado en un tema. Si el testeo revela que el cliente está en el mismo lugar después de hacer varias rondas de tapping, algunas veces utilizo el punto gama para sacarlo del atascamiento. Para aquellas personas que no han utilizado el procedimiento gama desde hace un tiempo, yo recomiendo que lo utilicen nuevamente si el cliente no manifiesta cambios".

Gary Craig comenta: "Muchos han dejado de usar el procedimiento gama, pero esto no significa que debamos dejar de utilizarlo". Gary Craig también presenta en su sitio un artículo escrito por Mair Llewellyn que explica las 4 ventajas de utilizar el procedimiento gama y en dónde ella comenta: " Mi experiencia es que me doy cuenta que el método corto de EFT trabaja excepcionalmente bien. Así que la mayor parte del tiempo sólo uso este atajo. Sin embargo, si tengo tiempo y parece apropiado, introduzco la receta básica completa a mis clientes para que ellos también puedan usar el Proceso de 9 Gama si lo desean"

Sin embargo es aconsejable consultar a un experto en el tema si su problema es muy fuerte o complicado para resolver. Este sería el caso de traumas o abusos que son muy dolorosos de enfrentar sin ayuda profesional.

### Puntos del tratamiento de EFT (Tapping)

En la Técnica de Liberación Emocional estos puntos son estimulados cuando se tapean. Recuerde que tapear significa dar golpecitos con los dedos para estimular los meridianos. La fuerza del tapeo no debe ser extremadamente fuerte, sino de una manera que se sienta confortable.

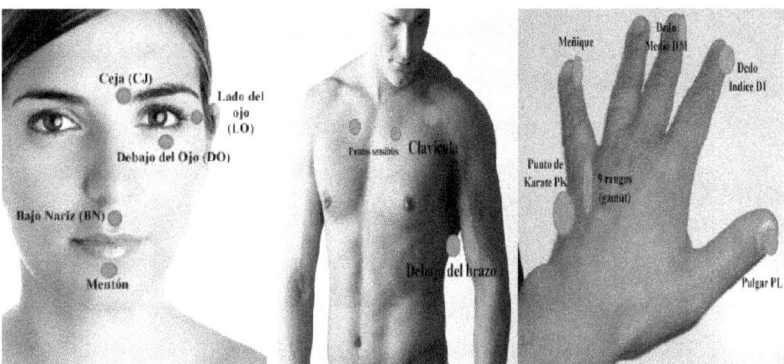

0 = Punto del pecho (clavícula)- En el ángulo formado por la clavícula y el esternón. Suavemente ponga los dedos y sienta la parte más blanda.

1 = Ceja (CJ) – Donde comienza su ceja.

2 = Lado del ojo (LO) – Sobre el hueso que está al lado del ojo. 3 = Debajo del ojo (DO) – Justo debajo del ojo.

4 = Debajo de la nariz (BN) – Entre la nariz y el labio superior

5 = Debajo de la boca (mentón) – entre el mentón y el labio inferior

7 = Debajo del brazo – siguiendo la línea del los pezones en el lado del cuerpo 8 = dedo pulgar (PL) - al costado del dedo pulgar.

9 = dedo índice (DI)

10 = dedo medio (DM)

11 = dedo meñique

12 = Punto de Karate (PK) - es el parte de la mano que se utiliza en la práctica del karate.

13 = Procedimiento gama – 9 rangos (gamut) – justo en la parte hundida de la parte superior de la mano entre el comienzo del dedo meñique y el dedo del anillo.

## Cómo hacer el tapping

En EFT estos puntos son estimulados por medio del tapping. La fuerza del tapping debe ser confortable, ni muy fuerte ni muy liviano.

## Reconociendo el problema

El paso fundamental del tapping es concentrarnos en el problema y describir el mismo con una frase. Por ejemplo: "Tengo miedo a las Alturas".

Siempre es mejor decirlo en voz alta. Por un instante tómese unos minutos para pensar en el problema que le está molestando, puede ser: dolor, miedo, una enfermedad, una fobia, algo que lo pone depresivo con solo pensar en ello. Luego describa este problema con una frase:

Por ejemplo, si siente dolor en su estómago pudiera decir: "mi dolor de estómago". Si recordar un evento le produce depresión, podría decir: "este evento que me da depresión".

Siempre es mejor ser específico. No defina el problema en general como por ejemplo: "este dolor", sea lo más específico que pueda: "este dolor de estómago". Y si percibe lo que le está causando el problema, dígalo, por ejemplo: "Encontrarme con mi jefe me produce dolor de estómago". Esta frase sería óptima.

## La receta básica de EFT

Una vez establecido el problema comenzamos la receta básica con la frase que hemos elegido. Para comenzar, utilice la siguiente rutina:

(vea el Video 1 - EFT-pasos :
https://www.youtube.com/watch?v=RHqkqezK2CA o en youtube busque Carla Valencia eft receta

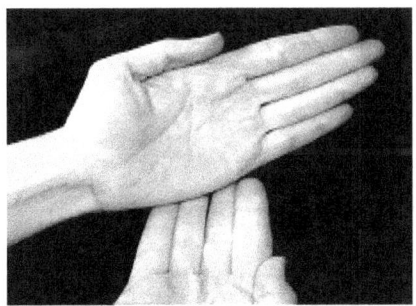

Tapee el punto de karate

tres veces y mientras lo hace diga la frase:

**"Aunque (inserte la frase),Yo profunda y completamente me acepto ahora"**

Por ejemplo, como mencionamos anteriormente, si usted decidió que su problema es "mi dolor de estómago", usted debería decir:

*"Aunque siento este dolor de estómago, Yo profunda y completamente me acepto ahora."*

Repita esto tres veces y ponga mucho énfasis cuando dice: "yo profunda y completamente me acepto ahora".

## La secuencia del tapping de EFT

Para continuar una vez que ha repetido la frase tres veces deberá ahora tapear cada punto como muestra el diagrama.

Mientras tapea cada punto va a decir una frase corta de su problema, por ejemplo si usted comenzó diciendo,

*"Aunque siento este dolor de estómago, Yo profunda y completamente me acepto ahora."*

… la frase corta para tapear cada punto sería:

*"Este dolor de estómago"*

... diga esta frase mientras tapea en cada punto.

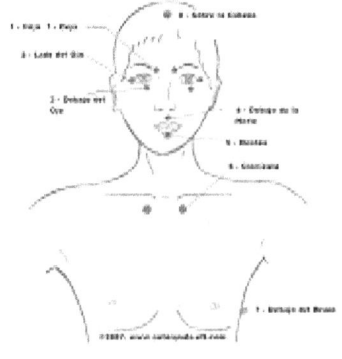

1 = Lado de la ceja. *"Este dolor de estómago"*

2 = Lado del ojo. *"Este dolor de estómago"*

3 = Debajo del ojo. *"Este dolor de estómago"*

4 = Debajo de la nariz *"Este dolor de estómago"*

5 = Debajo de la boca *"Este dolor de estómago"*

6 = Clavícula – *"Este dolor de estómago"*

7 = Debajo del brazo *"Este dolor de estómago"*

8 = Sobre la cabeza *"Este dolor de estómago"*

Cuando termine respire profundamente inhalando y luego exhalando el aire, quédese tranquilo y reflexiones sobre lo que está sintiendo con respecto al problema.

**Sugerencias para lograr mejores resultados:**

Como dice Gary Cray en su curso de EFT: En vez de utilizar

31

la Técnica de liberación emocional con esta frase:

"Aunque yo me siento fácilmente rechazado....." es mejor dividir esta frase en eventos específicos de su pasado, como ser:

- "Aunque cuando estaba en tercer grado mi maestra me avergonzó en frente de toda la clase....."
- "Aunque me sentí tan rechazado cuando mi padre no vino a mi graduación del colegio....."
- "Aunque mi novia me dijo, estoy cansada de vos....."
- "Aunque me mandaron a mi cuarto todo el día cuando tenía 8 años....."
- "Aunque mi madre me dijo que nunca me casaría a menos que fuera delgada como mi hermana'....

Estos son todos "contribuyentes" al tema de "sentirse rechazado fácilmente". Representan la fundación del problema. Estos sentimientos de rechazo son el síntoma de causas específicas. ¿Como podríamos sentirnos rechazados?

La respuesta es que no podríamos porque debería existir una experiencia pasada que pueda medir nuestro sentimiento actual de sentirnos rechazados. Entonces necesitamos neutralizar las causas utilizando la Técnica de Liberación emocional en los "árboles emocionales que forman el bosque emocional del cliente".

Gary Cray utiliza una metáfora que la llama "el bosque": En el caso anterior la frase: "me siento fácilmente rechazado" seria el bosque. Los eventos específicos serian los árboles que forman este bosque.

La idea es que cuando somos específicos empezamos a derrumbar los árboles que forman este bosque. Generalmente podemos eliminar 5 o 10 árboles y luego ver como el bosque desaparece.

Esto significa que si el bosque -por decirlo así: "me siento rechazado"-, involucra muchos árboles (eventos específicos de sentirse rechazado), si logramos eliminar entre 5 o 10 (eventos), aunque existieran muchos más, el problema se resuelve.

**Testeando la intensidad del problema con SUDS (Unidades subjetivas de escala de angustia)**

Una manera muy buena para determinar cuál es la intensidad de su problema es utilizando una escala que se llama: "los niveles de SUD". Es la abreviación de Unidades Subjetivas de Escala de Angustia: una escala entre 0 y 10 que es utilizada para medir la intensidad emocional de un tema.

Una manera mejor de utilizar la Técnica de Liberación Emocional es medir un tema antes de tapear. Después de una secuencia lo medimos y seguimos tapeando hasta que la medición llegue a 0.

**Como realiza esto:**

En una escala de 0 a 10. 0 significa completamente calmo, libre de dolor, relajado, feliz o indiferente. 10 significa con mucho dolor, mucho miedo, mucha tristeza, mucha rabia, etc.

Como mediría usted lo que está experimentando en este momento con respecto al problema de una escala de 0 a 10?

Esto funciona tanto para medir emociones o sensaciones físicas e inclusive creencias con respecto al problema.

Algunos ejemplos de preguntas serían: En una escala de 0 a 10:

- ¿Cuán deprimido se siente ahora?
- ¿Cuanto dolor siente en su pierna?
- ¿Que dolorosa es esta memoria sobre el problema?
- ¿Con cuanta intensidad usted odia a esa persona?

Antes de comenzar el tapeo con cualquier problema, tómese el tiempo para medir la intensidad. Luego una vez que haya completado una secuencia, mida la intensidad del problema nuevamente. Y repita esto hasta que la intensidad de su problema baje a 0.

Algunas veces con una sola secuencia el problema puede pasar de 10 a 0. Otras veces comenzará a bajar gradualmente a 9 o 8, luego a 5 o 4 y así sucesivamente. Esto significa que el tratamiento no ha terminado puesto que tiene que bajar la intensidad a 0. Es recomendado que la intensidad baje a cero.

**Testeando el problema.**

Volviendo al ejemplo del dolor de estómago. Después de realizar la primera secuencia mida el dolor nuevamente. Lo que esto significa es que usted se pregunte en una escala de 0 a 10, 10 siendo la más alta y 0 la más baja, es la medición que le da al dolor.

Por ejemplo en el caso del dolor de estómago, en una escala de 0 a 10... ¿Cuán grande es el dolor de estómago? (10- muy doloroso, 5 – más o menos, 2- un poco doloroso).

¿Cómo seguimos tapeando si el SUD no ha bajado a cero?: Usted realizará después de haber hecho el procedimiento normalmente, los mismos pasos explicados anteriormente pero en vez de decir la frase mencionada agregará la palabra "TODAVIA":

"Aunque TODAVIA siento este dolor de estómago."

Y para los puntos del cuerpo agregará la palabra "RESTANTE":

"Este restante dolor de estómago."

Resumiendo:

- Nos concentramos en un pensamiento, que puede ser un evento, dolor físico o emoción negativa o enfermedad.
- Medimos la intensidad de problema. Cero es bajo y 10 es lo más alto.
- Tapeamos en los puntos (como hemos explicado anteriormente).
- Cuando terminamos una secuencia volvemos a medir la intensidad del problema y si la medición no ha llegado a cero, continuamos tapeando agregando la palabra "todavía" y "restante".

El concepto es que cuando nos enfocamos en un pensamiento en particular que nos está molestando el patrón energético asociado con este pensamiento está presente en nuestro sistema energético. Esto genera un estado físico o emocional. Gary Craig explica que es una disrupción en el sistema energético.

Cuando tapeamos en los puntos liberamos los bloqueos que estaban creando este estado.

Ahora usted ya puede comenzar a aplicar la EFT a sus problemas. Si nunca a realizado EFT, comience con pequeñas molestias para ver resultados rápidos y claros. Una vez que tenga práctica podrá comenzar a resolver problemas más profundos y dolorosos.

Una manera corta de realizar el protocolo sería de la siguiente manera:

1.  Crear la frase
2.  Medir la intensidad: De 0 a 10
3.  Crear la frase que tapeará en cada punto

Comenzamos entonces a tapear el punto de karate repitiendo tres veces:

"Aunque (inserte aquí el problema), yo, profundamente me acepto a mí misma."

Luego hacemos la secuencia:

1 = Lado de la ceja.

2 = Lado del ojo.

3 = Debajo del ojo.

4 = Debajo de la nariz

5 = Debajo de la boca

6 = Clavícula –

7 = Debajo del brazo

## Técnica de la película

Una manera de ser más específico de acuerdo a Gary Cray es utilizando la técnica de la película. Es crear una película mental del evento y esta se transforma automáticamente en un evento específico.

Una película tiene un principio y un final específico. Tiene específicos escenarios y caracteres. Así como también palabras y acciones que generan sentimientos.

Es más, si usted no puede crear una película del problema significa que el mismo está encarado de forma muy general. A continuación detallaré algunos procedimientos para poder utilizar esta herramienta.

1. Primero, pregúntese: "si fuese una película, ¿cuanto duraría?".
2. Luego pregunte, "¿Cuál sería el título de la película?". Acá tiene que ser muy específico como por ejemplo: " Pelea en la cocina" o "Mi accidente en el auto de mi madre." Si le dan un título generalizado no serviría porque tiene que ser especifico.
3. Vea la película en su mente y evalúe la intensidad que sienten en el presente (mientras se la imagina) en una escala de 0-10.
4. Luego, haga varias secuencias de EFT con "esta película" para captar la intensidad. Por ejemplo: "esta película pelea en la cocina".
5. Narre verbalmente la película, comenzando con un segmento de discusión. Deje de relatarla cuando sienta alguna emoción intensa. Este es un punto clave para tapearlo. Tapee este evento y siga relatando la película y así sucesivamente.

Es muy importante parar en estos eventos porque son los árboles que forman el bosque de la película. Luego mida la intensidad cuando termine y continúe hasta que no haya más carga emocional.

Apropiadamente aplicado, este procedimiento debería remover árboles negativos del bosque emocional. Luego usted puede remover otro árbol y así sucesivamente hasta que 5 o 10 de ellos sean removidos totalmente. Como muchos de los árboles tienen algo en común con los otros hay un efecto llamado "de generalización" que se distribuye a través de toda el bosque removiendo los demás.

## Reverso psicológico

Uno de los factores más importantes cuando estamos tratando problemas emocionales es el concepto de reverso psicológico. Esto significa que si la energía fluye naturalmente y en algún momento debido a un trauma, o a una sanación que no ocurre, el cuerpo comienza a luchar naturalmente **contra** el proceso de sanación.

Esto es totalmente inconsciente o tal vez usted está totalmente consciente que tiene miedo de resolver su problema. Es un mecanismo de defensa que desarrollamos cuando somos pequeños para protegernos y sentirnos seguros.

Por ejemplo: todos sabemos que necesitamos darle amor y afecto a nuestros padres, entonces supongamos que usted nació en una familia pobre, usted piensa inconscientemente que si ganara mucho dinero perdería el amor de sus padres. Entonces... ¿qué hacemos? No avanzamos, nos mantenemos en pobreza o con deudas, nos enfermamos porque tenemos miedo de que si no somos pobres vamos a perder al amor de nuestros padres.

Esto es lo que explica porqué muchas veces las personas quieren solucionar problemas o curarse de enfermedades y no pueden hacerlo. En realidad no quieren hacerlo por miedos o creencias que los están bloqueando.

El reverso psicológico también ocurre a causa de creencias negativas que tenemos. Por ejemplo: no merezco superar este problema, o no merezco sanarme. También debido a miedos: si supero este problema voy a perder mi identidad y así sucesivamente.

La técnica de Liberación emocional aplica la inversión psicológica simplemente tapeando el punto de karate y repitiendo la frase por ejemplo:

"Aunque no quiero solucionar este problema, yo completamente me acepto a mí mismo".

Existen muchas más frases que se emplean para eliminar la inversión psicológica como ser:

- Aunque no quiero superar este dolor de estómago, yo profunda y completamente me acepto a mí mismo.
- Aunque tengo miedo de eliminar este dolor de estómago, yo profundamente y completamente me acepto a mi mismo
- Aunque no creo que puedo superar este dolor de estómago, yo profunda y completamente me acepto a mí mismo.
- Aunque no merezco superar este dolor de estómago...
- Aunque no me siento a salvo superando este dolor de estómago.

- Aunque voy a ser una persona diferente si supero este dolor de estómago...
- Aunque no creo que puedo superar este dolor de estómago...

La aplicación depende del caso que se esté tratando y cuán profunda es la reacción emocional. Es por eso que he sugerido anteriormente que en el caso de temas muy profundos y dolorosos sería muy importante acudir a una persona especializada en EFT.

## Ganancias secundarias

Esto ser refiere a creencias inconscientes que llevan a mantener el problema. Nos impiden sanar debido a que pensamos que estamos ganando algo teniendo el dolor, la emoción negativa o el dolor físico.

Podríamos por ejemplo creer que manteniendo un dolor físico mantenemos la atención de las personas que queremos. Si el dolor desapareciera no seriamos más el centro de atención. O podríamos tener miedo a adelgazar porque entonces tendríamos que enfrentarnos a muchas propuestas del sexo opuesto y no sabemos cómo decir "no". Entonces la ganancia secundaria sería una manera de sentirnos protegidos y a salvo.

## Cuando EFT no funciona

Cuando tratamos de solucionar un problema con EFT y no funciona o nos parece que no está funcionando pueden haber varias razones entre las cuales las siguientes:

- La secuencia no fue realizada correctamente.

- Existe reverso psicológico y no ha sido aplicada la solución

- El problema es encarado de forma muy general

- El problema es confuso

- Existen ganancias secundarias que no son encaradas

O tal vez este sería el momento adecuado para recurrir a un profesional en EFT que lo pueda ayudar.

# Capitulo 3: Diferentes Maneras De Aplicar EFT

*"Si usted no tiene control de su vida, su vida será controlada por sus programaciones internas accidentales creadas por la familia, la edad, la cultura, la educación, la televisión, los amigos, la iglesia, etc. No crea todo lo que le han dicho o enseñado. Piense primero y cuestiónese. Kent L.M. Herbert, Ph.D.*

A continuación voy a redactar varios tapping que se pueden utilizar para alivianar no sólo problemas emocionales sino también físicos que han sido exitosos. Voy a describir como realizar tapeos con la técnica que explica Gary Cray, usted puede bajar gratis el manual en emofree.com

Antes de comenzar me gustaría comentarles que yo creo profundamente que dos seres humanos no son iguales. Cada uno de nosotros viene a este mundo y desarrolla creencias y puntos de vista diferentes de acuerdo al lugar y con las personas que se haya criado.

Por lo tanto una misma realidad puede ser vista por dos personas de manera diferente. Un ejemplo sería: Yo siempre vi a los perros amorosos y buenos y nunca tuve problema de acariciar perros en la calle ni interactuar con ellos. Sin embargo mi marido por mucho tiempo les tuvo miedo.

¿Porque sucede esto? Porque él tuvo un trauma de pequeño que lo llevo a tenerles miedo. Su madre les tenía miedo, cada vez que se acercaba a un perro transmitía este miedo a su hijo. Y yo en cambio solo viví buenas experiencias con los perros y animales en general.

Por otro lado ya sabemos que proyectamos muchas cosas de acuerdo a nuestras experiencias del pasado de acuerdo con la teoría de Carl Jung.

No les ha pasado que de golpe se encuentran con una persona y dicen: "¡es igual a mi tía Lola y habla de la misma manera!". Esto va a producir una reacción cuando se encuentre con esta persona que puede ser negativa o positiva de acuerdo a las experiencias que hayan vivido con la tía Lola.

Cuando llegamos a los temas familiares muchas personas se ponen "incómodas" porque piensan que es un pecado hablar mal de los padres o hermanos. Esto es lo que llamamos inversión psicológica. En este caso, es la necesidad que tenemos de mantener una buena conducta externa y parecer buenos para no contradecir a nuestra familia porque corremos el riesgo de ser rechazados.

La única manera que tenemos de crecer y aprender en la vida es siendo más consciente y enfrentándonos con lo que realmente sentimos. Si su madre o su padre o su hermano hizo algo malo que le molestó, por favor no suprima esta emoción porque terminará por enfermarse o repitiendo situaciones negativas.

Tampoco culpe a su padre o a su hermano o a su madre por lo que pasó. Como dije anteriormente, debemos tomar responsabilidad de lo que nos pasa, sea bueno o malo y dejar de culpar a los demás.

Esta es la manera más sana de enfrentarnos con estos eventos y sanar las heridas que nos mantienen esclavizados a nuestras emociones negativas.

A continuación voy a relatar recetas básicas para diferentes aplicaciones de EFT. Yo sugeriría que antes de tapear, realice los siguientes pasos y se prepare:

1.      Relájese y establezca claramente el problema
2.      Escriba su problema para que lo pueda ver con más claridad
3.      Respire y exhale profundamente tres veces.
4.      Pida ayuda y guía divina.
5.      Mientras tapea si surgen otras emociones o recuerdos tome un papel y escríbalos porque necesitara tapearlos y muchas veces nos olvidamos rápidamente.

# Capítulo 4: Aplicar EFT Para Liberar La Rabia /Bronca

*"La mayoría de las personas son otras personas. Sus pensamientos son la opinión de los demás, sus vidas son una mímica, su pasión una cita."* ~Oscar Wilde

Cuando necesitamos trabajar con la rabia o bronca recuerde los siguientes pasos. Este abierto a todo lo que surja y por supuesto recuerde que necesita tenacidad y persistencia hasta que pueda sentirse aliviado.

Supongamos que sentimos rabia porque alguien nos hizo algo que nos molestó.

Entonces los pasos a seguir serían:

1. Crear la frase: "Siento rabia porque Juan me hizo….(ponga la razón)
2. Medir la intensidad: De 0 a 10. ¿Cuán grande es la rabia que está sintiendo?
3. Crear la frase que tapeará en cada punto: puede ser: "Esta rabia". Es una frase corta y concisa o puede utilizar también: "Esta rabia porque Juan me hizo (ponga la razón)".

***EFT Tapping: Siento tanta rabia por lo que me hizo***

Comenzamos entonces a tapear el punto de karate repitiendo tres veces:

"Aunque yo siento tanta rabia porque Juan me hizo....(ponga la razón), yo profunda y completamente me acepto a mí mismo."

"Aunque yo he sentido esta rabia desde hace mucho tiempo atrás, Yo elijo aceptarme a mí mismo y como me siento."

"Aunque yo siento que merezco sentir esta rabia, Yo elijo aceptarme a mí mismo y como me siento."

Una vez que realizamos el tapping o tapeo en el punto de karate comenzamos a tapear en los puntos del cuerpo

Ceja: Esta rabia porque Juan me hizo (ponga la razón)
Lado del ojo: esta rabia
Debajo del ojo: todavía siento mucha rabia
Debajo de la nariz: no puedo soltar esta rabia
Mentón: esta resistencia de soltar mi rabia
Clavícula: debería seguir sintiendo rabia
Debajo del brazo: tengo esta necesidad de sentir rabia
Arriba de la cabeza: no puedo soltar esta rabia

Esta es una idea general de cómo puede usted comenzar a realizar un tapping para la rabia que siente. Realice este tapping hasta que la intensidad de su rabia baje a 2 o 0.

Muchas personas dejan de tapear cuando la intensidad llega

a dos o tres. Mi experiencia me ha enseñado que es mejor llegar a cero.

En muchos casos mientras estamos tapeando aparecerán diferentes aspectos, en este caso sobre la rabia. Por ejemplo, podría ser que recordásemos un hecho de la infancia en el cual sentimos la misma rabia durante un evento. Entonces dejamos de tapear la frase con la que comenzamos y empezamos a tapear con este nuevo aspecto.

Sobre el punto de karate tapeamos 3 veces:

"Aunque yo siento rabia porque cuando era pequeño mamá me retó por haber roto el florero, yo profunda y completamente me amo a mi mismo."

Luego tapeamos los puntos de la secuencia con la frase: "esta rabia, mamá me retó por haber roto el florero:

1 = Lado de la ceja – esta rabia, mamá me retó por haber roto el florero. 2 = Lado del ojo – esta rabia, mamá me retó por haber roto el florero.

3 = Debajo del ojo – esta rabia, mamá me retó por haber roto el florero.

4 = Debajo de la nariz – esta rabia, mamá me retó por haber roto el florero 5 = Debajo de la boca – esta rabia, mamá me

retó por haber roto el florero 6 = Clavícula – esta rabia, mamá me retó por haber roto el florero

7 = Debajo del brazo – esta rabia, mamá me retó por haber roto el florero

8 = Sobre la cabeza – esta rabia, mamá me retó por haber roto el florero

Y medimos y seguimos tapeando hasta que llegue a cero.

Como la primera frase con la que comenzamos a tapear no había llegado a cero porque surgió un nuevo aspecto, medimos la intensidad para saber si nos sigue molestando. Si no llegó a cero, volvemos a tapear esta frase inicial (siento rabia porque Juan me hizo...) que baje a cero. Si surgen nuevos aspectos, los bajamos a cero y medimos la frase inicial nuevamente.

En el caso que nos encontremos perdidos porque ninguna de estas frases está funcionando porque no podemos llegar a cero deberíamos considerar lo que se llama resistencia o reverso psicológico.

¿Que es la resistencia? , es un pensamiento inconsciente que no nos permite liberar la emoción o el problema. Conscientemente queremos cambiar esta situación pero inconscientemente existe algo que nos lo impide.

Por ejemplo:

- Creo que debo continuar sintiendo esta rabia porque si no la tengo se van a aprovechar de mi nuevamente.
- Necesito sentir esta rabia porque de esta manera me siento poderosa.
- Cuando esto sucede utilizamos la frase de reverso psicológico refraseando el problema tal cual como es:
- Aunque yo tengo miedo de liberar esta rabia porque si lo hago se van a aprovechar de mi…
- Aunque yo necesito sentir esta rabia porque me siento poderoso

Una cosa muy interesante que muchas veces sucede es que inconscientemente no queremos liberarnos de una emoción porque la hemos sentido durante toda la vida y nos es familiar.

Por lo tanto si logramos liberarnos de la emoción nos vamos a sentir vacíos. Es un cambio que se producirá en nosotros y por lo tanto nos vamos a sentir incómodos.

Aunque sabemos que será un beneficio para nosotros, inconscientemente nos aferramos a esto porque nos sentimos a salvo y seguros. Es algo conocido. Todos de alguna manera tememos al cambio.

Es por eso que a veces realizar cambios resulta dificultoso porque la realidad es que preferimos seguir "sufriendo" que cambiar la situación y sentirnos diferentes.

En este caso tapeamos con estos miedos o este miedo a sentir un vacío:

- Aunque no quiero liberar esta rabia porque sentiré un vacío interno
- Aunque tengo miedo de liberar esta rabia porque me sentiré diferente

# Capitulo 5: Aplicar EFT Para El Dolor Físico

De acuerdo a la American Academy of Family Physicians su cuerpo responde a la manera que usted siente, piensa y actúa. Esto es lo que comúnmente denominamos conexión mente/cuerpo. Cuando usted se siente estresado, ansioso o enojado su cuerpo se tensa para decirle que hay algo que no está andando bien. Por ejemplo la presión sube, usted desarrolla una úlcera después de un evento que le produce rabia.

Es interesante notar como los Dolores físicos están relacionados con nuestras emociones. Todos pensamos que cuando algo se manifiesta en el cuerpo es culpa de algo externo como ser un virus, o algo genético, etc. porque en realidad fuimos entrenados a pensar que somos solamente un cuerpo físico, o somos un Espíritu y constantemente nos dividimos.

Cuando tenemos un dolor físico nuestra reacción inmediata es:

- Evitar el dolor a toda costa
- Buscar una cura instantánea como medicamentos

De esta manera lo único que estamos haciendo es tapar el

origen del problema en vez de enfrentarlo y vivimos anestesiados, sin darnos cuenta que aunque hemos podido calmar ese dolor físico, un nuevo dolor físico aparecerá en otra parte de nuestro cuerpo.

Esto es un tanto difícil de comprender para muchos, porque la medicina tradicional trabaja con el cuerpo humano como si fuera una máquina totalmente aislada de nuestras emociones y pensamientos. No estoy hablando mal de la medicina tradicional sin embargo pienso que sería interesante que comenzáramos a comprender que nuestro cuerpo no es una máquina.

La mejor herramienta que tenemos es nuestro cuerpo que es un espejo de nuestras emociones y pensamientos.

De acuerdo a Gary Craig las causas principales del dolor son las siguientes:

1.      Causa del dolor #1 - Energías sutiles. Ya es sabido que existen energías sutiles circulando en el cuerpo que son vitales para la salud. Si suspendemos este flujo de energía tanto el cerebro como el corazón perecerán. Aún más, estas energías están bien establecidas como un hecho en la literatura científica. Por lo tanto no es una sorpresa que cuando hay un desequilibrio de estas energías sutiles el resultado sea: problemas de salud y dolor en el cuerpo. El proceso de la Técnica de Liberación Emocional permite recuperar este flujo de energía tapeando ciertos puntos en el cuerpo. Como resultado el dolor disminuye.

2.     Causa del dolor #2 - Emociones. Es también un hecho médico que las emociones producen sustancias químicas en el cuerpo. Emociones de alegría producen sustancias químicas de sanación, mientras que las emociones negativas producen sustancias químicas que manifiestan enfermedades y síntomas. Por ejemplo, todos sabemos que el estrés produce úlceras e inclusive cáncer. ¿Pero sabía usted que estas emociones son también las causas del dolor?

Volviendo al tema del dolor, yo he utilizado exitosamente la técnica de liberación emocional en muchos casos que he padecido dolor físico. Es interesante como podemos ver claramente las emociones asociadas con nuestros dolores físicos y como el sanar estas emociones nos permite eliminar el dolor.

Yo no creía mucho sobre esto pero pude aprender de mi padre que realmente la relación del cuerpo y las emociones existe. Mi padre padeció de cáncer de próstata, fue operado y murió después de 5 años. Como consecuencia de su enfermedad sentía constantes dolores físicos que no podía aliviar ni siquiera con morfina. Antes de morir el dejo escrito lo siguiente:

*Sanación:*

*Yo creo que he logrado entender que para sanarme físicamente, primero debo sanarme espiritualmente. Me tengo que liberar de muchas deficiencias que padezco, que son grandes, porque están relacionadas con el amor al prójimo, falta de caridad y falta de entendimiento hacia otras personas.*

*Violencia espiritual, amargura, resentimiento, intolerancia y otras cosas que no me permiten amar al prójimo genuina y completamente. Liberarme de todo esto que es un cáncer espiritual que crea mucha soberbia. Con humildad, yo reconozco esto en mí. Yo me quiero liberar de esto y es muy fuerte y todo esto está enraizado en mí desde hace mucho tiempo. Yo haré el esfuerzo pero necesito la ayuda de Dios, sin El va a ser muy difícil*

*Yo quiero sanarme de todo esto y le pido ayuda a Dios, con la ayuda de Dios todo es posible. El me protege y me da fortaleza, yo tengo fe en El y pienso que me ayudará. Quiero lograr esto lo más pronto posible, estoy cansado de ser de esta manera y duele mucho. Yo pienso que me voy a sanar de mi enfermedad y mi dolor físico desaparecerá si obtengo la sanación espiritual. Gracias Señor porque me diste la oportunidad de comprender dónde está mi enfermedad. Rafael F.J. Valencia.*

Cuando leí esto no lo comprendí muy bien. Ahora tengo muy claro que su enfermedad fue una bendición donde finalmente pudo comprender que no sólo la causa de la misma eran sus emociones negativas sino que el dolor físico que constantemente padecía estaba enraizado en estas emociones.

Cuando necesitamos trabajar con dolor físico recuerde los siguientes pasos, este abierto a todo lo que surja y por supuesto recuerde que necesita tenacidad y persistencia hasta que pueda sentirse aliviado.

Lo ideal es comenzar a trabajar directamente con el dolor.

## EFT Tapping: Dolor De Espalda

1. Crear la frase: "dolor de espalda".
2. Medir la intensidad: De 0 a 10 ¿cuán grande es el dolor de espalda?
3. Crear la frase que tapeara en cada punto: puede ser: ""Este dolor de espalda".

Comenzamos entonces a tapear el punto de karate repitiendo tres veces:

"Aunque yo siento dolor de espalda, yo profundamente me acepto a mí misma"

Luego pasamos a los puntos con la frase que creamos en este caso utilizaré: ""Este dolor de espalda".

1 = Lado de la ceja – "Este dolor de espalda.

2 = Lado del ojo – "Este dolor de espalda.

3 = Debajo del ojo – "Este dolor de espalda puede ser estrés y tensión

4 = Debajo de la nariz – "Qué pasaría si pudiera liberar todo este estrés?

5 = Debajo de la boca – "Le doy permiso a mi cuerpo a liberar este estrés

6 = Clavícula – Yo libero este estrés

7 = Debajo del brazo – "Me permito liberarlo

8 = Sobre la cabeza – me permito sentirme relajado


1 = Lado de la ceja – Elijo sentirme en paz

2 = Lado del ojo – Permito a mi cuerpo relajarse

3 = Debajo del ojo – Libero este estrés y esta tensión

4 = Debajo de la nariz – Me relajo y siento paz

5 = Debajo de la boca – Me relajo y siento amor

6 = Clavícula – Elijo sentirme bien

7 = Debajo del brazo – Permito a mi cuerpo sentirse bien

8 = Sobre la cabeza – Elijo sentirme bien

Cuando terminamos, medimos la intensidad del dolor de espalda, si no ha bajado a cero continuamos el tapping hasta que el dolor baje a cero

En muchos casos mientras estamos tapeando aparecerán diferentes aspectos, en este caso sobre el dolor de espalda. Por ejemplo, podría ser que recordáramos un hecho de la infancia o un hecho actual y asociemos esto al dolor. Entonces dejamos de tapear la frase con la que comenzamos y tapeamos este Nuevo aspecto.

# Capitulo 6: Aplicar EFT Para La Abundancia

*"La abundancia no es algo que usted adquiere. Es algo con lo que nos conectamos". Wayne Dyer.*

La abundancia es lo opuesto a la escasez. La abundancia no es solamente éxito financiero sino también es creatividad, salud perfecta, paz mental a todos los niveles y también alegría.

El tema de la abundancia como cualquier otro tema involucra nuestras emociones. Una manera de crear más abundancia es través de la utilización de EFT. Esta técnica ha sido probada exitosamente para liberar las emociones negativas que hemos adquirido en nuestro pasado, los traumas y creencias que nos impiden vivir una vida más plena.

Para poder atraer más abundancia a nuestra vida necesitamos no sólo ser más conscientes de lo que nos impide recibir más sino también comprender todas las creencias negativas acerca del dinero y la prosperidad que hemos aprendido e incorporado a nuestra vida sin siquiera cuestionarlas.

La abundancia es un estado mental y muchas veces el apego a la escasez es un hábito o una creencia muy marcada que traemos de nuestro pasado.

De acuerdo con Joan Sokin's su relación con el dinero puede decirle mucho acerca de usted mismo. Por ejemplo:

- Si usted piensa que los demás van a trampearlo con el dinero, usted tiene miedo de ser abusado o manipulado.
- Si usted es tacaño, usted tiene miedo a la intimidad y al amor.
- Si usted tiene miedo de quedarse sin dinero, usted tiene miedo de quedarse sólo o de abandonarse a sí mismo.
- Si usted nunca tiene suficiente dinero, es porque cree que usted no es lo suficientemente bueno.
- Si usted frecuentemente dice: "estoy quebrado", usted se siente quebrado interiormente y lastimado.
- Si usted nunca puede comprar cosas que usted quiere, usted se siente privado, generalmente de amor.
- Si su dinero está fuera de control, también lo están sus sentimientos.
- Si usted necesita ser salvado financieramente, usted se siente sólo, sin amor y necesitado
- Si usted frecuentemente pide dinero prestado, usted piensa que merece más de lo que recibe (emocionalmente).
- Si cuando mira su cuenta bancaria se siente avergonzado, usted se siente avergonzado de usted mismo.
- Si el dinero nunca le dura y se le va de las manos, usted piensa que no merece prosperidad.

Suze Orman, la autora del libro "El coraje de ser rico" habla de la relación que existe entre el dinero y las emociones. Suze nació en una familia pobre y los sentimientos de vergüenza y miedo con respecto al dinero que sentía su padre fueron incorporados por ella.

El miedo, la vergüenza y la rabia son las emociones que definen y crean la pobreza. Una de las leyes del dinero de Suze es: "Cuando usted se subestima en lo que hace, el mundo lo va a subestimar. ¿Puede usted ver como la manera que usted se ve a usted mismo, puede tener un profundo efecto en su estado financiero?"

De acuerdo a Carol Tuttle, si usted no está ganando suficiente dinero como le gustaría, esto significa que usted tiene creencias negativas acerca de usted mismo. Cuando usted cambia sus creencias acerca del dinero, el dinero cambia para usted. Ella sugiere que hay 10 creencias negativas acerca del dinero. Las principales son:

1. El dinero es malo y me aleja de la espiritualidad
2. Nunca voy a tener suficiente dinero
3. Probablemente voy a fracasar de todas maneras
4. No puedo pagarlo
5. Los ricos son egoístas y deshonestos
6. Si soy exitoso mis amigos me envidiarán
7. Yo no puedo ser mejor que mis padres, no debo ganar más dinero que ellos
8. Si tengo mucho dinero no me va a gustar la persona

en la que me voy a convertir
9. Yo no soy digno ni valioso.
10. El dinero es la causa de todo lo malo

Eliminar creencias negativas es tan importante como eliminar emociones relacionadas con el dinero. Me gustaría mostrarle como tapear estas creencias negativas que lo ayudará a liberar un gran porcentaje de negatividad en usted mismo acerca del dinero.

## EFT Tapping: *El dinero es malo*

Comience en el punto de karate y repita:

Aunque yo creo que el dinero es malo, yo profunda y completamente me amo y acepto a mi mismo

Aunque yo me he negado a ganar más dinero porque creo que el dinero es malo, yo me acepto de todas maneras, inclusive con esta creencia

Aunque yo siempre he pensado que el dinero es malo, lo he asociado con mis padres y es por eso que me he negado ganar más dinero, yo aprecio el dinero que tengo y elijo atraer más dinero a mi vida

Ceja: el dinero es malo

Lado del ojo: el dinero es malo

Debajo del ojo: el dinero es malo

Debajo de la nariz: esta creencia que aprendí en mi casa

Mentón: el dinero es sucio

Clavícula: estas palabras: lávate las manos si tocaste dinero

Debajo del brazo: el dinero es malo

Sobre la cabeza: es más fácil que un camello entre en ojo de una aguja que un rico en el reino de los cielos, porque el dinero es malo, eso es lo que aprendí

Ceja: el dinero es malo

Lado del ojo: esta creencia que tengo que el dinero es malo

Debajo del ojo: desde my pequeño he visto y presenciado que el dinero es malo

Debajo de la nariz: estas peleas de mis padres por el dinero

Mentón: esta ansiedad constante

Clavícula: esta tristeza

Debajo del brazo: todo por el dinero

Sobre la cabeza: por eso creo que el dinero es malo


Ceja: es mejor no tener dinero

Lado del ojo: yo quiero ser bueno

Debajo del ojo: este conflicto que el dinero es malo

Debajo de la nariz: yo quiero tener más dinero, pero el dinero es malo

Mentón: yo quiero ser una buena persona pero el dinero

es malo

Clavícula: yo elijo ahora liberarme de este conflicto

Debajo del brazo: el dinero no es malo ni es bueno

Sobre la cabeza: el dinero es energía

Ceja: pero más digo que el dinero es malo

Lado del ojo: más siento que esto es ridículo

Debajo del ojo: como puede ser el dinero malo?

Debajo de la nariz: cuando hay tanta gente que hace tanto bien con el dinero

Mentón: entonces tal vez el dinero no es malo, las personas pueden

Clavícula: hacer cosas buenas con el dinero, y pueden también hacer cosas malas

Debajo del brazo: entonces el dinero no es malo

Sobre la cabeza: si soy una mala persona voy a hacer el mal con el dinero

Ceja: si soy una buena persona voy a hacer el bien con el dinero

Lado del ojo: por eso elijo ahora liberarme de esta asociación que tengo con el dinero

Debajo del ojo: quién me dijo que el dinero es malo?

Debajo de la nariz: tal vez es lo que vivíen mi casa

Mentón: mis padres peleando por el dinero

Clavícula: mis amigos ricos enfermos

Debajo del brazo: mis vecinos adinerados destruyendo sus relaciones

Sobre la cabeza: pero esta no es la única verdad, es la verdad que ellos vivieron

Ceja: porque hay miles de personas que no pelean por el dinero

Lado del ojo: miles de personas que no están enfermas y tienen mucho dinero

Debajo del ojo: miles de personas que tienen relaciones maravillosas y tienen mucho dinero

Debajo de la nariz: yo elijo ahora perdonarme por tener esta creencia

Mentón: porque no me ha permitido tener más dinero

Clavícula: yo elijo ahora perdonar a mis padres y a todas aquellas personas que me dijeron y me mostraron que el dinero es malo

Debajo del brazo: yo elijo ahora liberarme de esta creencias

Sobre la cabeza: yo elijo ahora liberarme de todas estas asociaciones y elijo apreciar el dinero que tengo ahora

Tome una respiración profunda y mida nuevamente la intensidad en una escala de 0 a 10, ¿ha bajado? Si no ha bajado continúe el tapping , inserte recuerdos y memorias de su pasado que han probado que el dinero es malo.

**Una vez que la intensidad llegue a cero comience el tapping positivo:**

Ceja: mi intención es tener más que suficiente dinero

Lado del ojo: mi intención es tener dinero para gastar

Debajo del ojo: mi intención es tener dinero para ahorrar

Debajo de la nariz: mi intención es tener dinero para compartir

Mentón: mi intención es permitir más dinero en mi vida

Clavícula: el dinero viene fácilmente hacia mí

Debajo de brazo: el dinero ahora viene fácilmente hacia mí

Sobre la cabeza: todos los días y de todas las manera el dinero viene más y más fácilmente hacia mi

En muchos casos mientras estamos tapeando aparecerán diferentes aspectos, en este caso sobre la creencia de que El dinero es malo y me aleja de la espiritualidad. Por ejemplo, podría ser que recordemos que nuestro padre haya dicho: "Los ricos no pueden ganarse el cielo, porque el dinero es malo".

Entonces tomamos esta frase de la misma manera .La frase ahora seria:

*"Aunque yo creo que los ricos no pueden ganarse el cielo, porque el dinero es malo, yo me acepto y me amo completamente"*

Tapeamos los puntos del cuerpo: "Esta creencia, los ricos no van al cielo, el dinero es malo". Y así, sucesivamente hasta llegar a cero.

Como este es un aspecto Nuevo de la creencia con la que comenzamos a tapear, volvemos a la creencia original: "El dinero es malo", y seguimos tapeando hasta llegar a cero.

### *EFT Tapping : Es difícil tener más dinero*

Repita la siguiente frase tres veces mientras tapea en el punto de karate:

"Aunque creo que es muy difícil tener más dinero yo profunda y completamente me amo y acepto a mi mismo

"Aunque me cuesta mucho tener más dinero, el dinero es una lucha, yo me acepto a mí mismo y me perdono

"Aunque siempre he tenido dificultades para tener más dinero, nunca he tenido más que suficiente, es muy difícil tener más dinero, yo

Elijo ahora aceptarme a mí mismo de todas maneras

Luego en los puntos del cuerpo:

1 = Lado de la ceja – "Es difícil tener más dinero"

2 = Lado del ojo – "Es muy difícil tener más dinero"

3 = Debajo del ojo – "Todas las personas que conozco tienen dificultades, ¿porqué yo voy a ser diferente?"

4 = Debajo de la nariz – "Es tan difícil tener más dinero"

5 = Debajo de la boca – "Siempre ha sido difícil para mí tener más que suficiente dinero"

6 = Clavícula – "El dinero no viene a mi fácilmente"

7 = Debajo del brazo – "Esto nunca va a cambiar"

8= Sobre la cabeza – "No soy lo suficientemente bueno para tener más dinero

1 = Lado de la ceja – "No soy lo suficientemente inteligente para tener más dinero"

2 = Lado del ojo – "Siempre fue así y esto no va a cambiar"

3 = Debajo del ojo – "Mis padres nunca tuvieron más que suficiente dinero"

4 = Debajo de la nariz – "me dijeron que era muy difícil tener más dinero"

5 = Debajo de la boca – "me dijeron que me conforme con lo que tengo y esté agradecido"

6 = Clavícula – "me dijeron que es muy difícil tener más dinero"

7 = Debajo del brazo – "Esta creencia que es difícil tener más dinero"

8= Sobre la cabeza – "Es tan difícil tener más dinero

Como en el ejercicio anterior sugiero lo mismo. Realice este tapeo por lo menos tres veces al día, durante por lo menos 7 días. Tapee todo lo que surja y luego una vez que se sienta tranquilo y sienta que

"Tal vez no es tan difícil tener más dinero", realice lo positivo como lo detallo a continuación:

1 = Lado de la ceja – "A lo mejor puedo comenzar a tener más dinero"

2 = Lado del ojo – "No puede ser tan difícil tener más dinero"

3 = Debajo del ojo – "Yo soy lo suficientemente bueno para tener más dinero"

4 = Debajo de la nariz – "Es posible crear un futuro mejor"

5 = Debajo de la boca – "Mi pasado no existe, solo existe el ahora"

6 = Clavícula – "El dinero no viene a mi fácilmente"

7 = Debajo del brazo – "Esto puede cambiar"

8= Sobre la cabeza – "Yo creo que es posible tener más que suficiente dinero

## Tapping: Estoy bloqueando mi abundancia

Comencemos entonces tapeando en el punto de karate:

Aunque yo he estado bloqueando la abundancia y no estoy seguro porqué lo sigo haciendo, yo profunda y completamente me amo y acepto a mi mismo

Aunque yo he dejado que mi sistema de creencias me bloquee recibir dinero en mi vida, yo profunda y completamente respeto mi s creencias y me perdono a mi mismo

Aunque yo he manifestado mucha lucha en mi vi vida porque he bloqueado la abundancia, yo elijo saber que puedo cambiar si me permito liberar mis creencias negativas y me amo y acepto a mi mismo

Ceja: yo he estado bloqueando el dinero
Lado del ojo: hay más que suficiente dinero en el mundo
Debajo del ojo: pero por alguna razón yo no me permito recibirlo
Debajo de la nariz: me siento frustrado
Mentón: pero estoy listo a liberarme de mis bloqueos que no me permiten recibir dinero
Clavícula: para que ahora comience a recibir dinero
Debajo del brazo: elijo por lo tanto estar abierto a la posibilidad de recibir dinero
Sobre la cabeza: estas creencias que no me permite recibir dinero no me ayudan para nada

Ceja: por eso ahora estoy listo a liberarme de estas creencias
Lado del ojo: yo elijo ahora abrirme a la prosperidad
Debajo del ojo: yo sé en el fondo , que hay suficiente dinero para todos, incluso para mi
Debajo de la nariz: yo elijo ahora saber que merezco abundancia financiera
Mentón: yo elijo liberarme de mis creencias negativas acerca del dinero
Clavícula: para poder estar más abierto a recibirlo
Debajo del brazo: yo sé que esto no ocurrirá de la noche a la mañana
Sobre la cabeza: pero me siento mejor sabiendo que

ahora estoy dispuesto a liberarme de mis creencias negativas y abrirme a recibir prosperidad

Tome una respiración profunda. Diga en voz alta: yo me permito recibir abundancia. ¿Es esto verdad? Siga tapeando hasta que la intensidad de su creencia llegue a cero.

## EFT Tapping : El Dinero Me estresa

Tapee en el Punto de Karate:

Aunque el dinero me estresa, yo me acepto a mi mismo completamente

Aunque me siento estresado acerca del dinero, yo profunda y completamente me amo y acepto a mi mismo

Aunque el dinero es estresante, yo profunda y completamente me amo a mi mismo y acepto como me siento

Ahora realice los tapping en las partes del cuerpo (rondas):

Ceja: El dinero me estresa

Lado del ojo: No quiero hablar acerca del dinero

Debajo del ojo: No quiero pensar acerca del dinero

Debajo de la nariz: Mis gastos superan mis ingresos

Mentón: No puedo pagar mis cuentas

Clavícula: Controlar el dinero es complicado

Debajo del brazo: Me estoy hundiendo

Sobre la cabeza: Me siento totalmente estresado acerca del dinero

Ceja: Quiero liberar este estrés que siento acerca del dinero

Lado del ojo: Quiero mejorar mi situación financiera

Debajo del ojo: Quiero sentirme en control

Debajo de la nariz: Quiero tener más dinero para pagar las cuentas

Mentón: Quiero salir de mis deudas

Clavícula: Quiero sentirme más seguro financieramente

Debajo del brazo: Quiero sentirme más libre

Sobre la cabeza: Quiero superar mis problemas con el dinero

Ceja: Yo elijo ahora liberar todo este estrés acerca del dinero

Lado del ojo: Este estrés no me sirve

Debajo del ojo: Yo elijo ahora tener una actitud más positiva

Debajo de la nariz: Yo ahora rechazo mis pensamientos de fracaso

Mentón: Yo reclamo mi poder

Clavícula: Yo elijo mejorar mi relación con el dinero

Debajo del brazo: Yo elijo ahora atraer más dinero

Sobre la cabeza: Yo elijo ahora superar mis problemas con el dinero


Medimos nuestra intensidad y si la misma no ha llegado a cero seguimos

tapeando hasta que baje a cero.

## EFT Tapping : Envido a la gente que tiene mucho dinero

Tapee en el punto de Karate

Aunque yo siento envidia de la gente que tiene más dinero que yo, Yo me acepto a mi misma de todas maneras

Aunque yo siento envidia y rencor cuando veo a alguien que tiene lo que yo quiero, Yo me amo y acepto a mi mismo inclusive con esta envidia

Aunque siento esta envidia, yo elijo ahora liberarla y aceptarme a mi mismo de todas maneras

Ahora realice los tapping en las partes del cuerpo (rondas):

Ceja Odio: Esta envidia

Lado del ojo: Odio sentirme así

Debajo del ojo: Cuando pienso en estas personas, siento envidia

Debajo de la nariz: Ellos tienen lo que yo quiero

Mentón: Y esto no me hace sentir bien

Clavícula: Ellos tienen lo que yo quiero

Debajo del brazo: Y esto no me hace sentir bien

Sobre la cabeza: Toda esta envidia


Ceja: Toda esta envidia y enojo

Lado del ojo No me hace sentir bien

Debajo del ojo: Pero ellos tienen lo que yo quiero

Debajo de la nariz: Esto no es justo

Mentón: Yo trabajo muy duro

Clavícula: Pero sentir envidia me hace sentir mal

Debajo del brazo: No me gusta sentir esta envidia

Sobre la cabeza: Esta envidia que me persigue


Ceja: Esta envidia

Lado del ojo: Me pregunto si podría liberarme de ella

Debajo del ojo: No me gusta sentir esta envidia

Debajo de la nariz : Pero la siento de todas maneras

Mentón: Yo quiero tener lo que ellos tienen

Clavícula: No puedo tenerlo

Debajo del brazo: Ellos tienen lo que yo quiero

Sobre la cabeza: Quiero liberar esta envidia

Ceja: Yo elijo ahora liberar esta envidia

Lado del ojo: Yo elijo liberar esta envidia

Debajo del ojo: Yo elijo ahora dejar de compararme con los demás

Debajo de la nariz: Yo elijo sentirme bien conmigo mismo

Mentón: Elijo enfocarme en las bendiciones de dinero que tengo

Clavícula: Yo elijo usar esta envidia como una prueba de que si ellos tienen

Lo que yo quiero, yo puedo tenerlo también

Debajo del brazo: Elijo pensar creativamente y seguir adelante

Sobre la cabeza: Yo elijo ahora creer que puedo ganar más dinero y tener

lo que yo quiero

Medimos nuestra intensidad y si la misma no ha llegado a cero seguimos

tapeando hasta que baje a cero. Recuerde que cada vez que realiza un tapeo van a surgir imágenes o pensamientos nuevos con respecto al tema. Debemos tapear todo lo nuevo que surja.

En muchos casos mientras estamos tapeando aparecerán diferentes aspectos, haga el tapping con los mismos.

Necesita más ideas? Abundancia: Creando Abundancia Con Eft - Técnicas de Liberación Emocional: 7 Preguntas Para Identificar Sus Problemas, 29 Tapping Español . Este es el enlace

https://www.amazon.com/Abundancia-Liberaci%C3%B3n-Emocional-Preguntas-Identificar-ebook/dp/B004HO5HZI

O pueden buscar por el nombre del libro en el amazon de su país:

Abundancia: Creando Abundancia Con Eft - Técnicas de Liberación Emocional: 7 Preguntas Para Identificar Sus Problemas,29 Tapping Español

# Capitulo 7: Aplicar EFT Para Mejorar Autoestima

Desarrollar una autoestima saludable es un proceso interno. No es convencernos a nosotros mismos que tenemos valor o sentirnos seguros o sentirnos bien cuando los demás nos halagan. No es tener el mejor cuerpo o la mejor carrera, es simplemente saber que somos valiosos.

La autoestima es la idea que usted tiene de usted mismo. Es cuan valioso cree que es. La manera en que usted se valora y como se respeta determina la manera en que usted vive su vida. Las personas que tienen baja autoestima no son seguras de si mismas, esconden sus sentimientos, tienen problemas para establecer relaciones íntimas. Son incapaces de celebrar sus logros y no pueden perdonarse ni perdonar a los demás.

En cambio las personas con una autoestima saludable son seguras de sí mismos, muestran sus sentimientos y son capaces de mantener relaciones íntimas. Le dan la bienvenida a los cambios y no son soberbios ni arrogantes porque se sienten cómodos con ellos mismos y no necesitan demostrar nada.

Si quiere leer mas artículos sobre la autoestima puede visitar mi página: http://www.laautoestima.com

Debido que la autoestima es un proceso interno, esto significa que usted no se va a levantar de un día para el otro con una alta autoestima. Significa que hay áreas en su vida donde usted funciona con baja autoestima, hay otras áreas donde su autoestima es saludable y día a día irá realizando pequeños pasos que lo llevarán a comprender su propio valor.

Hay muchas situaciones en las que hemos sido programados que producen que nuestra autoestima baje o que no podamos aceptarnos a nosotros mismos, entre ellas están las siguientes:

- Cuando otros nos critican o rechazan,
- Cuando usted comete un error

- Cuando piensa que alguien es mejor que usted

Piense cuales son las situaciones en las que usted siente que pierde su autoestima y no logra sentir auto aceptación a pesar de las circunstancias. Un ejemplo de baja autoestima sería la necesidad de complacer a los demás constantemente.

Inconscientemente creemos que haciendo esto vamos a ser queridos y aceptados. Por lo tanto no sabemos decir "no", por miedo a que nos rechacen.

### EFT Tapping: *No me cuido a mi mismo*

*Ahora comience el tapping en el punto de karate:*

"Aunque yo no me cuido a mi mismo porque pienso que los demás son más importantes, yo me acepto a y me respeto a mí mismo"

"Aunque por alguna razón yo le doy prioridad a los demás y a las cosas que tengo que hacer y no me cuido a mí mismo, yo profunda y completamente me amo y me perdono a mí mismo"

"Aunque no sé cómo cuidar de mismo, yo me amo, acepto de todas maneras y perdono a todas a aquellas personas que me han convencido que los demás son más importantes que yo"

Ahora comience en los puntos del cuerpo

Ceja: yo no me cuido a mi mismo
Lado del ojo: no sé cómo hacerlo
Debajo del ojo: no duermo lo suficiente
Debajo de la nariz: no como de forma saludable
Mentón: no hago ejercicio físico
Clavícula: no descanso
Debajo del brazo: a veces siento que soy una máquina
Sobre la cabeza: y cuando decido comenzar a ocuparme de mí, me siento culpable

Ceja: yo me abro ahora a nuevas ideas de cómo cuidar de mi mismo
Lado del ojo: realmente quiero comenzar a cuidar de mi

mismo
Debajo del ojo: yo sé que merezco cuidar de mismo
Debajo de la nariz: yo soy digno y puedo cuidar de mi cuerpo
Mentón: :yo elijo ahora comenzar a escuchar a mi cuerpo
Clavícula: mi cuerpo es sabio y sabe lo que necesito
Debajo del brazo: por lo tanto
Sobre la cabeza: y elijo ahora dormir cuando lo necesito y el tiempo que lo necesito

Ceja: yo elijo ahora elegir alimentos que me nutran
Lado del ojo: yo elijo ahora ejercitar mi cuerpo para sentirme bien y liberar mi estrés
Debajo del ojo: yo elijo ahora estar en silencio un rato todos los días
Debajo de la nariz: yo elijo ahora darme tiempo para distraerme y divertirme
Mentón: : yo elijo ahora darme tiempo para relajarme
Clavícula: yo elijo ahora cuidarme a mí mismo y libero toda la culpa
Debajo del brazo: yo soy importante y merezco sentirme bien
Sobre la cabeza: yo ahora cuido de mi mismo y respeto mi cuerpo y sus necesidades así como también mi mente y mi espíritu

Tome una respiración profunda. Y piense nuevamente en este tema. ¿Ha bajado la intensidad? Hágase las siguientes preguntas:

1. ¿Cómo se sentiría usted si comenzara a cuidar de sí mismo?
2. ¿Que acción puedo tomar hoy mismo?

Si la intensidad no ha bajado a cero, continúe haciendo este tapping por lo menos por una semana.

# Capitulo 8: Aplicar EFT Para La Fobia A Las Alturas

De acuerdo al diccionario las fobias son un miedo intenso e irreal que interfiere con la habilidad de socializar o realizar una vida normal. Surge como consecuencia de un objeto, evento o situación que la produce. Entre las más comunes se encuentra la fobia a las alturas.

A continuación voy a detallar un tapeo que usted puede utilizar si está sufriendo esta fobia. Antes de comenzar el tapeo concéntrese en un recuerdo que usted tenga donde sintió realmente miedo a las alturas.

Repita la siguiente frase tres veces mientras tapea en el punto de karate:

"Aunque yo siento miedo a las alturas, yo profundamente me acepto a mí misma"

Tapee sobre el cuerpo con la frase: "este miedo a las alturas"

1 = Lado de la ceja – "este miedo a las alturas"

2 = Lado del ojo – "este miedo a las alturas"

3 = Debajo del ojo – "este miedo a las alturas"

4 = Debajo de la nariz – "este miedo a las alturas"

5 = Debajo de la boca – "este miedo a las alturas"

6 = Clavícula – "este miedo a las alturas"

7 = Debajo del brazo – "este miedo a las alturas"

8 = Sobre la cabeza – "este miedo a las alturas"

Cuando terminamos, medimos la intensidad. Vuelva a recordar el evento que le produjo miedo a las alturas ¿sigue usted sintiendo miedo? Si la intensidad no ha bajado a cero continuamos tapeando.

En muchos casos mientras estamos tapeando aparecerán diferentes aspectos. Especialmente en el caso de las fobias que pueden haber surgido como consecuencias de traumas del pasado, eventos de la niñez, etc. Es muy importante llegar a la raíz del problema. Por lo tanto si su miedo a las aturas no logra la intensidad cero en este tapeo general, sería muy importante realizar un reverso psicológico o realizar la técnica de la película.

Si haciendo todo esto no logra superarla, le recomiendo que consulte a un terapeuta de EFT que podrá ayudarlo a resolver el problema. Hay un caso en la página de emofree[3] en que el paciente fue a la consulta por miedo a las alturas y después de varios tapeos e indagaciones se dio cuenta que la raíz de su problema no era el miedo a las Alturas sino un trauma del pasado donde vivió un terremoto y lo asocio con las alturas.

# Capitulo 9: Aplicar EFT Para La Anorexia

*"Anorexia, no comes. Bulimia, vomitas. Comes grandes cantidades de comida hasta que te enfermas y luego la vomitas. Y la anorexia, simplemente te niegas a ti misma. Es acerca de control".* Tracey Gold

La Anorexia de acuerdo a la definición de medicine.net es un tipo de desorden alimenticio, y a la vez un desorden psicológico.

La anorexia es una condición que va más allá de las dietas. La persona que sufre anorexia generalmente se inicia haciendo dietas para adelgazar y con el tiempo la dieta se vuelve un signo de control.

El tema de bajar de peso no tiene tanta importancia como la necesidad de mantener un cuerpo delgado y miedo de engordar. Entonces comienza un círculo vicioso que nunca termina y se vuelve una obsesión.

Los signos emocionales más destacados de la anorexia incluyen el miedo de ser gordo y el miedo de perder el control. Esto lleva a comportamientos que incluyen hacer ejercicio de forma obsesiva, tomar laxantes y diuréticos para controlar el peso y una persistente obsesión con la imagen corporal. Algunos síntomas físicos son dolores de cabeza, pérdida de peso, perdida del cabello, fatiga, insomnio, depresión, etc.

El tema de la anorexia sería mejor ser tratado por un terapeuta que puede llegar a la verdadera raíz del problema. Sin embargo hay ciertas creencias como ser miedos y preocupaciones acerca de la alimentación, como usted luce frente a los demás y lo que las demás personas piensan sobre usted.

El primer paso que sugeriría para poder superar este problema alimenticio es comenzar a crear una autoestima saludable. Hay tres aspectos de la anorexia que me gustaría introducirlo para que pueda comenzar a tapear:

1.    Miedo de subir de peso
2.    La necesidad de estar muy delgado para ser aceptado
3.    Tratar de controlar su peso para sentirse bien

**EFT Tapping : Necesito estar Delgado para ser aceptado.**

Repita la siguiente frase tres veces mientras tapea en el punto de karate:

"Aunque yo necesito estar delgado para ser aceptado, yo profundamente me amo y me acepto a mí misma"

Tapee sobre el cuerpo con la frase: "Esta necesidad de estar delgado para ser aceptado"

1 = Lado de la ceja – "Esta necesidad de estar delgado para ser aceptado"

2 = Lado del ojo – "Esta necesidad de estar delgado para ser aceptado"

3 = Debajo del ojo – "Esta necesidad de estar delgado para ser aceptado"

4 = Debajo de la nariz – "Esta necesidad de estar delgado para ser aceptado"

5 = Debajo de la boca – "Esta necesidad de estar delgado para ser aceptado"

6 = Clavícula – "Esta necesidad de estar delgado para ser aceptado"

7 = Debajo del brazo – "Esta necesidad de estar delgado para ser aceptado"

8 = Sobre la cabeza – "Esta necesidad de estar Delgado para ser aceptado"

Cuando terminamos, medimos la intensidad. ¿Sigue usted sintiendo la necesidad de estar Delgado para ser aceptado?

Repita en voz alta: "Necesito estar Delgado para ser aceptado". Si la intensidad no ha bajado a cero continuamos tapeando.

# Capitulo 10:Aplicar EFT Para Adelgazar

De acuerdo a Medicine Net, comer debido a temas emocionales es la práctica de consumir grandes cantidades de comida en respuesta a sentimientos en vez de alimentarse porque se tiene apetito. Los expertos estiman que alrededor del 75% del abuso de las comidas es causado por emociones.

La depresión, soledad, enojo y rabia, la ansiedad, frustración, estrés y los problemas de relaciones interpersonales o baja autoestima pueden resultar en abuso de la comida y por lo tanto la persona hasta que no resuelva estas emociones no podrá adelgazar.

Gary Cray dice "Hasta que la persona se enfrente con su bronca, miedo, culpa, trauma u otro tipo de emociones negativas no podrá superar su necesidad de abusar de la comida y el sobrepeso permanecerá. Es por esto que muchas dietas para bajar de peso fracasan a la larga. La personas pueden adelgazar con estos programas pero como los temas emocionales no resueltos están presentes, el sobrepeso permanecerá."

Su exceso de peso puede ser debido a una cosa o una combinación de muchas. El comer en exceso puede producirse por varias razones entre ellas:

- Aburrimiento
- Depresión
- Miedo
- Soledad
- Tensión

Existen otras razones como ser por ejemplo asociaciones con la comida y la niñez. Si por ejemplo a usted le daban dulces cuando hacia algo bien o lo mandaban a su dormitorio sin comer cuando hacia algo mal, su compulsión por la comida puede estar ligada a una confusión entre aprobación y rechazo.

Puede ser también que haya aprendido a calmar los miedos, las preocupaciones, la soledad o los miedos con la comida. Entonces el comer en exceso es una respuesta automática para liberar estas tensiones.

Muchas personas también utilizan la comida como protección. El tener sobrepeso para ellos implica ser "grande" y "fuerte". Otra manera de tener sobrepeso es el miedo a su propia sexualidad. Tal vez reprime su sexualidad o se siente intimidado e incapaz de decir que no a proposiciones, entonces se protege con sobrepeso.

A continuación me enfocaré en un aspecto importante de sobrepeso. El comer en exceso como una manera de evitar emociones como el miedo, la ansiedad, la tensión, etc.

## EFT Tapping: Siempre voy a ser gordo

*Comience en el punto de karate*

Aunque yo me siento horrible porque estoy gordo, yo profunda y completamente me amo y acepto a mi mismo
Aunque me yo creo que siempre voy a ser gordo, yo me acepto a mi mismo inclusive con esta creencia

Aunque estoy convencido de que nunca voy a perder peso y una parte de mi se siente a salvo siendo gordo, yo ahora me amo y acepto a mí mismo y me permito abrirme a la posibilidad de que es posible para mi perder peso

*Ahora en las partes del cuerpo*

Ceja: estoy convencido de que siempre voy a ser gordo

Lado del ojo: nunca voy a poder perder peso

Debajo del ojo: esta creencia de que siempre voy a ser gordo

Debajo de la nariz: hay algo dentro de mí que me hace sentir a salvo siendo gordo

Mentón: esta creencia de que siempre voy a ser gordo

Debajo del brazo: ¿que pasaría si yo pudiera liberarme de esta creencia?

Sobre la cabeza: ¿que pasaría si yo dejo de creer que siempre voy a ser gordo?

Ceja: este miedo de liberarme de esta creencia

Lado del ojo: esta creencia de que siempre voy a ser gordo

Debajo del ojo: yo elijo liberar esta creencia

Debajo de la nariz; esta creencia no me sirve

Mentón: yo estoy listo ahora a liberarme de esta creencia

Clavícula: esta creencia no me ayuda a perder peso

Debajo del brazo: yo elijo ahora liberarme de esta creencia

Sobre la cabeza: yo elijo ahora sentirme a salvo liberando esta creencia de que siempre voy a ser gordo

Ceja: yo me siento agradecido del cuerpo que tengo

Lado del ojo: yo me siento agradecido porque sé que mi cuerpo me apoya para perder peso

Debajo del ojo: yo me siento agradecido porque he liberado esta creencia

Debajo de la nariz: ahora sé que puedo perder peso

Mentón: no es mi destino ser gordo

Clavícula: yo ahora sé que puedo perder peso

Debajo del brazo: gracias cuerpo por apoyarme a perder peso

Sobre la cabeza: me siento my bien ahora que se que perder peso es posible para mi

Tome una respiración profunda. Mida la intensidad de su creencia y continúe tapeando hasta que la intensidad llegue a cero.

Necesita más ayuda? : Perder Peso: Con EFT Tapping Para Adelgazar: Técnicas De Liberación Emocional,EFT Tapping Español

Este es el enlace: https://www.amazon.com/Perder-Peso-Adelgazar-Liberaci%C3%B3n-Emocional-ebook/dp/B00G1PX9JC

O ingrese el titulo del libro en el amazon de su país

# Capitulo 11: EFT Para Las Alergias

De acuerdo a la definición del diccionario, las alergias son reacciones anormales del sistema inmunológico hacia sustancias que son inofensivas. La manera de eliminar las alergias es llegar a la raíz del problema.

Todos hemos crecido con la creencia de que es normal sentir alergias, especialmente al polen de las flores, entonces hemos aceptado esto como algo común.

Algunas veces las alergias representan conflictos internos que llevamos dentro. Algunas alergias ayudan a las personas a obtener atención de los demás. Otras veces traumas del pasado son reprimidos a través de las alergias.

Puesto que el tema de las alergias es complicado, podríamos encararlo de la siguiente manera:

1.      Tapee específicamente en los síntomas: problemas de respirar, toser, estornudar, picazón en los ojos, etc. Por ejemplo: "Aunque tengo problemas respiratorios, yo me acepto a mi misma completamente"

2.      Si usted sabe a que es alérgico tapee específicamente en ese tema. Por ejemplo, si es alérgico al polen tapee:

"Aunque yo soy alérgica al polen, yo me amo y me acepto a mí misma".

3. Si recuerda algún evento traumático que causo la alergia, imagine la escena y tapee el evento. Por ejemplo puede ser que durante la niñez usted estaba en la escuela comiendo chocolate y uno de sus compañeros lo avergonzó frente a los demás. El tapeo seria: "Aunque cuando tenía 13 años en la escuela estaba comiendo un chocolate y fulano me avergonzó frente a los demás y ahora soy alérgica al chocolate, yo me acepto y me amo completamente".

De esta manera usted podrá comenzar a realizar un tapeo general que lo llevara a diferentes aspectos que crearon su alergia.

Existe un caso en la página de Gary Cray en la que cuenta que una persona comenzó a sufrir asma cuando tomaba leche o productos lácteos. Después de varios tapeos descubrieron que su problema comenzó mientras hacía su entrenamiento en la Guardia Nacional. Un día, el había terminado de comer y fue a buscar helado. Su helado estaba derritiéndose y caía sobre su ropa, entonces comenzó a comerlo mientras regresaba a su asiento.

Existe una norma en el entrenamiento que prohíbe que alguien coma hasta que no se siente en su silla. Su sargento lo vio comiendo el helado, se lo sacó y lo tiró a la basura y le dio un cono vacío. Esto lo puso furioso pero no pudo hacer nada al respecto. Después de la comida, entrenó por dos horas y comenzó a tener dificultades para respirar. Después de este evento, cada vez que consumía productos lácteos le daba asma. Entonces decidió dejar de consumir productos derivados de la leche.

Como podemos ver en este caso su problema no era la leche ni los lácteos sino el evento con el sargento, el cual reprimió por muchos años.

# Capitulo 12: EFT Para El Abuso

*"Obviamente hay niños que han sido víctimas de abuso o negligencia y tienen un montón de desafíos emocionales"* - *Bill Johnson.*

El abuso es el intento de controlar el comportamiento de otra persona. Es el uso inadecuado del poder de una persona poderosa hacia otra más débil. Al abusar o utilizar su poder en forma errónea produce que se quiebre la intimidad y la confianza en la relación.

El abuso pude ser de diferentes tipos. Encontramos abuso físico que se caracteriza por golpizas, patadas, asfixias, golpes, quemaduras, es un maltrato físico.

También existe abuso sexual que son los casos de violación, molestia u otras formas de explotación física. El abuso emocional es muy sutil y no muchas personas están conscientes de este tipo de abuso. Este tipo de abuso incluye críticas constantes, amenazas, rechazos y manipulaciones no verbales y verbales. También incluye distanciamiento emocional o negligencia con respecto a las necesidades de la persona.

El tema del abuso es un tanto complicado porque

inconscientemente tendemos a reprimirlo. Es algo demasiado doloroso para enfrentar. Si usted sospecha que ha sido abusado verbalmente o físicamente puede comenzar a tapear en forma generalizada para ver si surgen aspectos.

Voy a relatar a continuación como tapear abuso físico que no es muy severo para dar un ejemplo:

### EFT Tapping: Mi madre me pegaba con el cinturón cuando me portaba mal.

Repita en voz alta esta frase: "Mi madre me pegaba con el cinturón cuando me portaba mal". Sienta en el cuerpo la emoción, ¿donde la siente? Supongamos que siente la emoción en la espalda. Ahora pregúntese que siente. Puede ser dolor, rabia, impotencia. Supongamos que siente rabia.

Ahora necesita construir la frase para tapear, en este caso sería la siguiente

Repita la siguiente frase tres veces mientras tapea en el punto de karate:

"Aunque mamá me pegaba con el cinturón cuando me portaba mal y siento esta rabia en mi espalda, yo profundamente me acepto a mí misma"

112

De esta manera hemos incluido en este trauma el evento: mamá me pegaba con el cinturón, la emoción: rabia y el lugar en el cuerpo donde siente la rabia: la espalda. Elegimos como frase de tapeo: "esta rabia en mi espalda" porque la emoción es más fuerte que el evento.

Tapee sobre el cuerpo con la frase: "esta rabia en mi espalda"

1 = Lado de la ceja – "esta rabia en mi espalda"

2 = Lado del ojo – "esta rabia en mi espalda"

3 = Debajo del ojo – "esta rabia en mi espalda"

4 = Debajo de la nariz – "esta rabia en mi espalda" 5 = Debajo de la boca – "esta rabia en mi espalda" 6 = Clavícula – "esta rabia en mi espalda"

7 = Debajo del brazo – "esta rabia en mi espalda"

8 = Sobre la cabeza – "esta rabia en mi espalda"

Cuando terminamos, medimos la intensidad. Imagine el evento de su madre pegándole con el cinturón, ¿sigue sintiendo rabia? Repita en voz alta: "Mi madre me pegaba con el cinturón cuando me portaba mal". Si la intensidad no ha bajado a cero continuamos tapeando.

# Conclusión

EFT es una herramienta poderosa que puede ayudarlo a liberar emociones que lo mantienen atascado o paralizado. A través de mi propia experiencia he descubierto que muchos aspectos de nuestra vida pueden mejorar cuando liberamos los bloqueos emocionales que llevamos dentro. Por ejemplo, hace algunos años yo tenía el hábito de morderme las uñas.

Nunca pensé en hacer tapping para esto porque creía que no tenía mucha importancia. Sin embargo, con el tiempo noté que el hábito desapareció. Hoy en día ya no me muerdo las uñas.

Estas son algunas de las maravillas de EFT. Cuando comenzamos a trabajar en nuestras emociones, no solo mejoramos aquello que nos preocupa, sino que también pueden producirse cambios positivos inesperados en otras áreas de nuestra vida.

Prepárese entonces para liberar aquello que lo está molestando y abrir la puerta a una vida más equilibrada y tranquila.

Le deseo lo mejor en su camino de sanación.

**Carla Valencia – EFT-CC**

Si este libro le ha sido útil, le agradecería mucho que dejara una reseña en Amazon.

Su opinión puede ayudar a otras personas a descubrir estas técnicas.

# Acerca de la autora

Carla Valencia es practicante certificada de **Técnicas de Liberación Emocional (EFT)** y está dedicada a ayudar a las personas a liberar bloqueos emocionales y recuperar su bienestar interior.

A través de su experiencia personal y su trabajo con EFT, ha descubierto el poder de esta técnica para reducir el estrés, mejorar la autoestima y liberar emociones negativas acumuladas.

Su misión es compartir herramientas prácticas y accesibles que ayuden a las personas a transformar sus emociones y crear una vida más equilibrada y positiva.

# Algunos Consejos

1.   **Libérese de la palabra "DEBERIA":** Usted puede comenzar a preguntarse a si mismo antes de tomar una decisión: ¿Quiero hacerlo?, ¿Cómo me siento?. ¿Viene de mi corazón o de mi mente? Recuerde, olvídese de lo que debe hacer o de lo que las otras personas quieren que usted haga. Concéntrese en su corazón y escúchelo. Su tarea es ser leal hacia usted mismo, ser honesto con usted mismo, es lo que se llama integridad. Como Ralph Waldo Emerson dijo: *"Un poco de integridad es mejor que cualquier profesión"*.

2.   **Abra su corazón a su niño interior:** Utilice más tiempo jugando y haciendo cosas divertidas. Deje expresar a su niño y no se tome a usted mismo tan seriamente.

3.   **Valore su presente:** El pasado ya se fue y el futuro todavía no ha llegado. Lo único que usted tiene es el momento presente. Usted pude vivir más en el presente simplemente observando a su alrededor. Si usted está caminando por la calle en vez de concentrarse en sus miedos y pensamientos negativos simplemente mire a su alrededor. Por ejemplo: Estoy caminando, estoy viendo un negocio de ropa, estoy cruzando la calle, etc.

4.   **Destaque el hecho de ser único.** Usted es único y no existe en el planeta nadie como usted. Este

orgulloso de ser único.

5. **Si usted puede fluir**: Fluir significa reconocer que Dios siempre está con nosotros, nuestras circunstancias son temporarias y todo es para nuestro bien. Esto no significa que seamos pasivos, significa que no resistamos lo que nos pasa. Es aceptar nuestras circunstancias presentes como son y saber que las podemos cambiar.

6. **Escuche su intuición**: Trate de estar en silencio y escuche los mensajes de Dios. Dios se comunica con mostros a través de nuestra intuición. Dios habla cuando estamos en silencio.

7. **Sea flexible:** Ser flexible significa que usted se acepta a sí mismo y a sus circunstancias como son. No significa ser una víctima pasiva, pero usted puede ser flexible y esperar la oportunidad o estar en paz consigo mismo.

8. **Renueve su cuerpo y su mente.** Cuide de su cuerpo, ame su cuerpo, coma comida sana, trátese a usted mismo como trataría a alguien que realmente ama. Conéctese con la naturaleza, con usted mismo y con su fuente..

9. **Rodéese de gente que lo aprecia:** evite frecuentar personas que están constantemente criticando y

juzgando.

10. **Exprésese a sí mismo: Sea** usted mismo, no se traicione, exprésese a usted mismo de la mejor manera que pueda sin lastimar a los demás.

11. **Viva con responsabilidad**: Vivir con responsabilidad significa que usted está a cargo de su vida, sea consciente y responsable de todo lo que sucede en su vida

. No se queje de sus circunstancias, no se queje de los demás. Si usted no toma responsabilidad va a ser una víctima de sus circunstancias y de otras personas.

12. **Encuentre su sueño y sigalo**: Este abierto a sus sueños. En vez de pensar todo el tiempo en las cosas que debería estar haciendo, porque no pasa algún tiempo explorando sus sueños y tratando de hacerlos realidad. Recuerde todo es possible.

# Bibliografía

- Emotional Freedom Tecniques Manual. Introduction to EFT. Gary Cray. http://www.emofree.com
- Money Feelings. Joan Sotkin. prosperityplace.com. 1997.
- Articulo Carol Tuttle. Using EFT to clear the top 10 beliefs about money. Emofree.com
- You can heal your life. Louise Hay.
- The six Pillars of Self esteem . Nathaniel Branden.